國家圖書館出版品預行編目 (CIP) 資料

遺忘之屋 / 火月桂（Rachel Ip）文；蘿拉 . 休斯（Laura
Hughes）圖；葉嘉青譯 . -- 初版 . -- 新北市：字畝文化出
版：遠足文化事業股份有限公司發行 , 2022.05
　面；　公分
譯自：The forgettery
ISBN 978-986-0784-51-0（精裝）

1. 失憶症 2. 繪本
415.996　　　　　　　　　　　　　　　110013263

XBTH0072

遺忘之屋 The Forgettery

文｜火月桂 Rachel Ip　　圖｜蘿拉・休斯 Laura Hughes　　譯｜葉嘉青

字畝文化創意有限公司

社長｜馮季眉　責任編輯｜陳奕安　編輯｜戴鈺娟、陳心方、巫佳蓮、徐子茹　美術設計｜張簡至真

讀書共和國出版集團

社長｜郭重興　發行人兼出版總監｜曾大福

業務平臺總經理｜李雪麗　業務平臺副總經理｜李復民　實體通路協理｜林詩富

網路暨海外通路協理｜張鑫峰　特販通路協理｜陳綺瑩　印務協理｜江域平　印務主任｜李孟儒

發行｜遠足文化事業股份有限公司　地址｜231 新北市新店區民權路 108-2 號 9 樓　電話｜(02)2218-1417

傳真｜(02)8667-1065　電子信箱｜service@bookrep.com.tw　網址｜www.bookrep.com.tw

法律顧問｜華洋法律事務所　蘇文生律師　印製｜中原造像股份有限公司

2022 年 5 月　初版一刷
定價｜ 350 元　書號｜ XBTH0072　ISBN 978-986-0784-51-0

The Forgettery

遺忘之屋

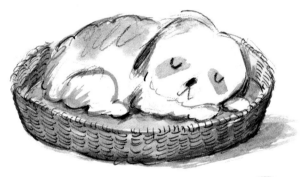

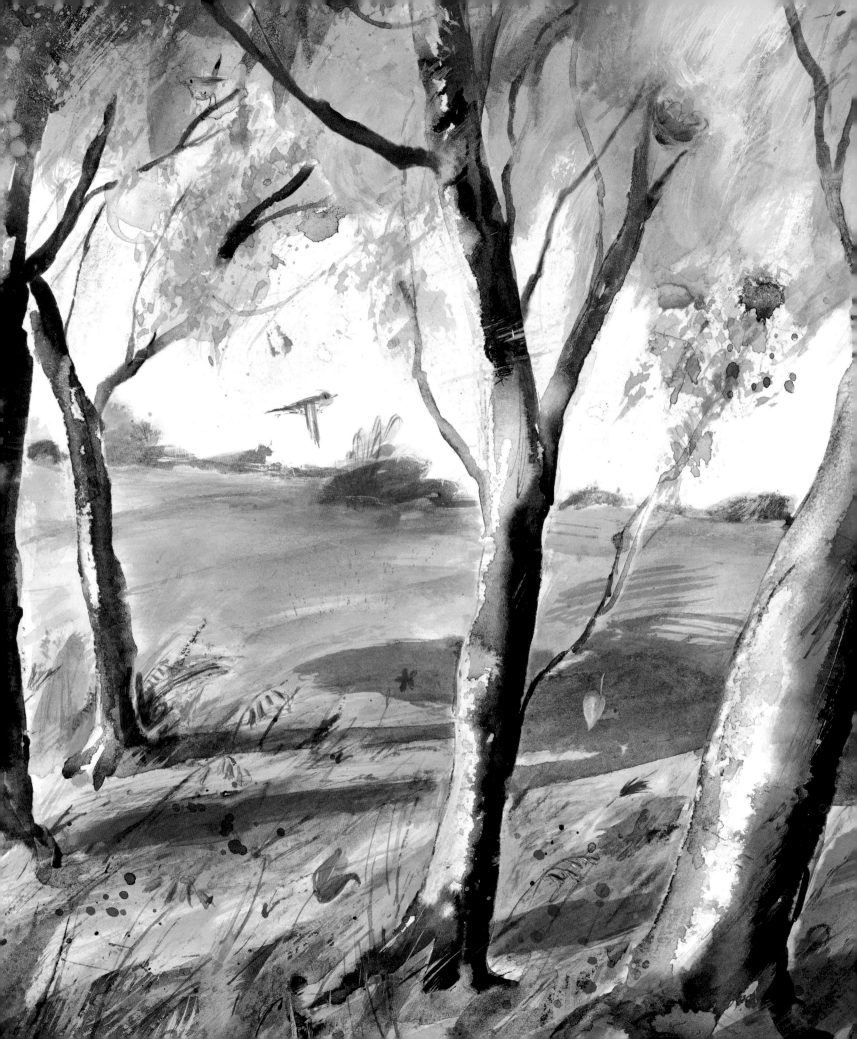

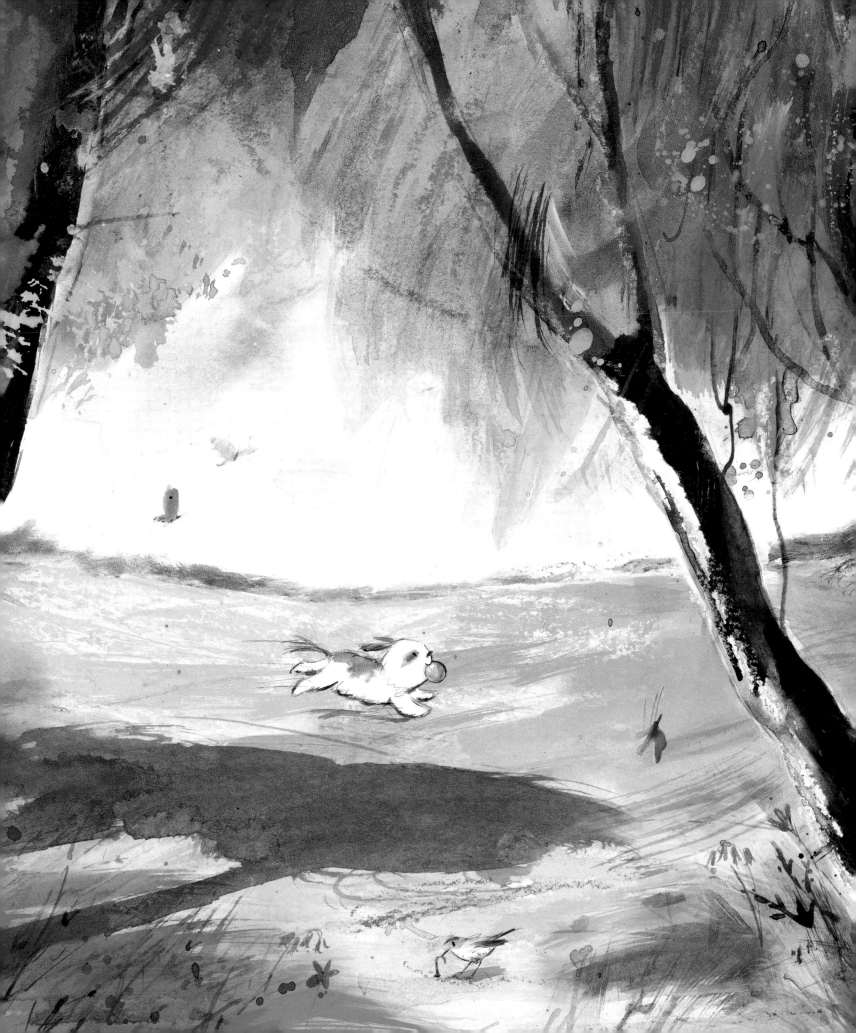

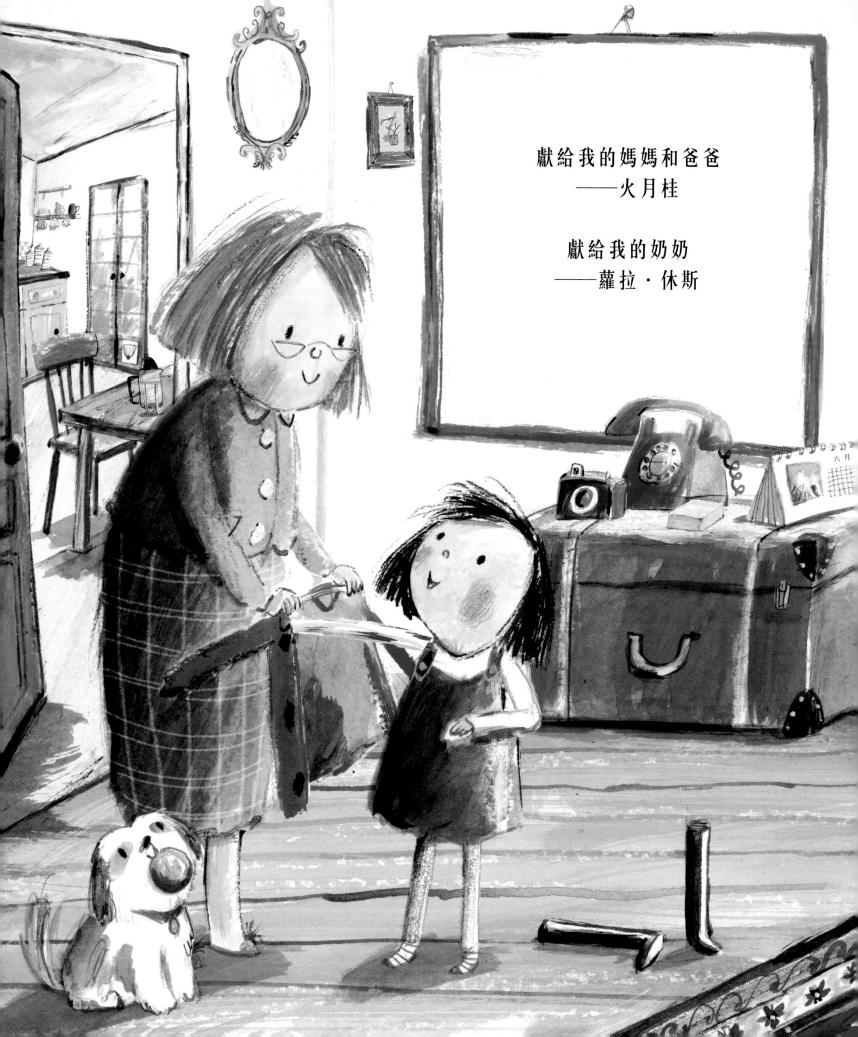

獻給我的媽媽和爸爸
——火月桂

獻給我的奶奶
——蘿拉·休斯

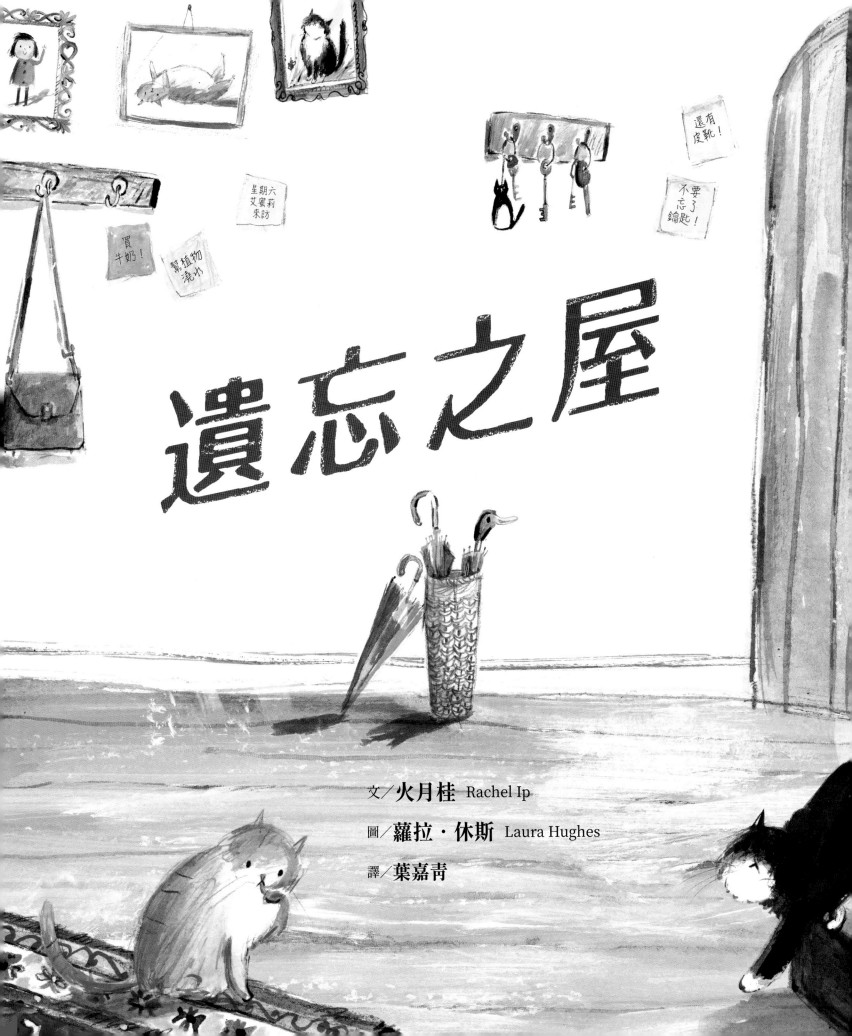

買牛奶！

幫植物澆水

星期六艾蜜莉來訪

還有皮靴！

要了不忘鑰匙！

遺忘之屋

文／**火月桂** Rachel Ip

圖／**蘿拉・休斯** Laura Hughes

譯／**葉嘉青**

艾蜜莉的奶奶很健忘。
有時，她會忘記一些小事，比如她忘了
果醬放在哪裡，或是襪子放在哪個抽屜。
有時，她會忘記一些重要的事，
比如特別的記憶和時光。

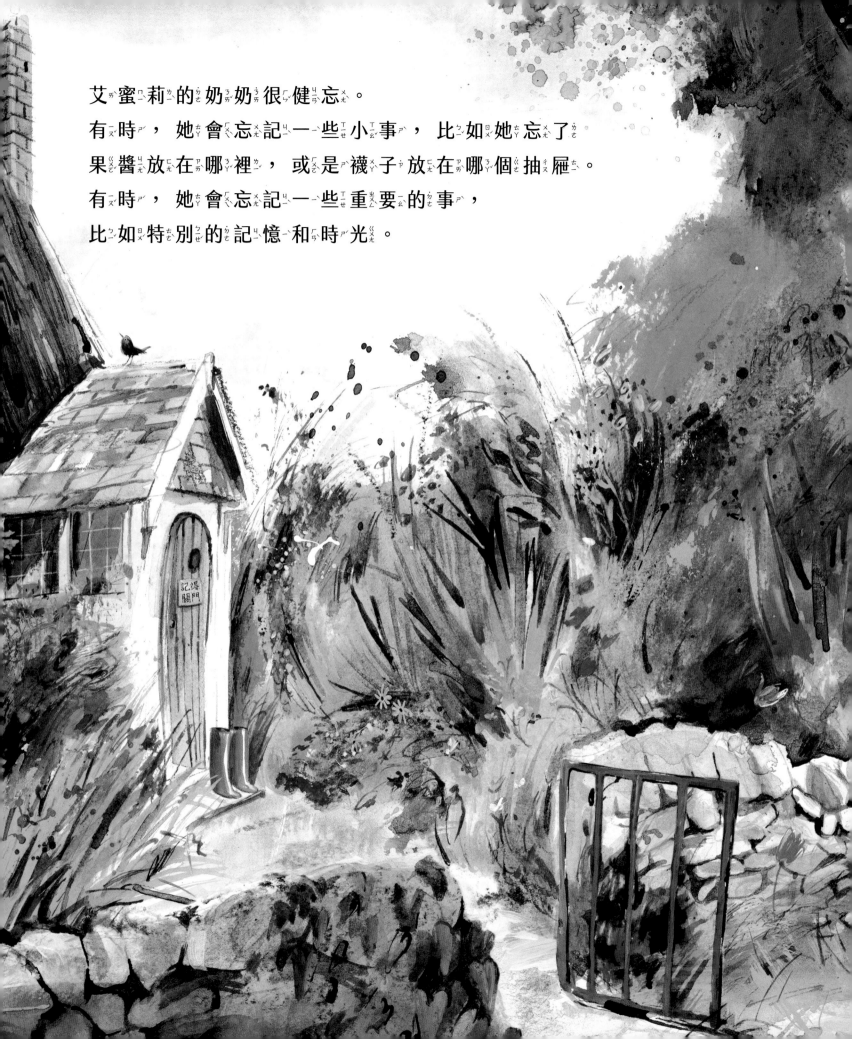

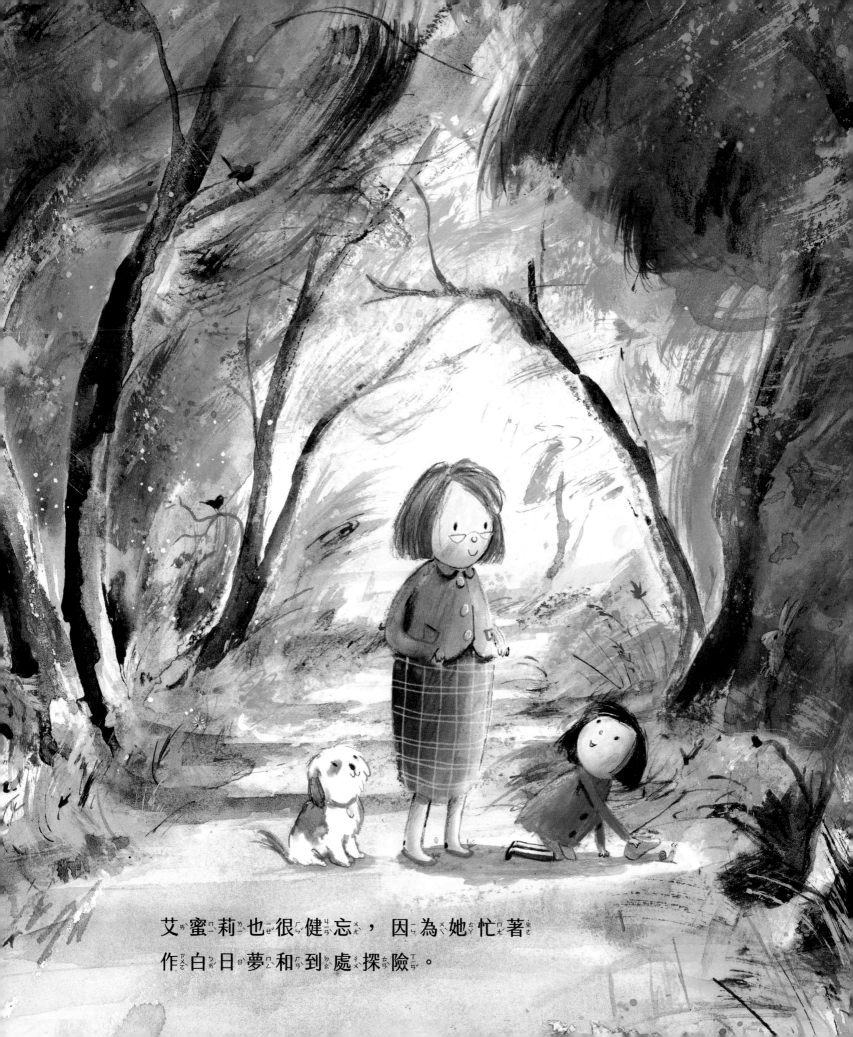

艾ㄞ蜜ㄇㄧ莉ㄌㄧ也ㄧㄝ很ㄏㄣ健ㄐㄧㄢ忘ㄨㄤ，因ㄧㄣ為ㄨㄟ她ㄊㄚ忙ㄇㄤ著ㄓㄜ
作ㄗㄨㄛ白ㄅㄞ日ㄖ夢ㄇㄥ和ㄏㄢ到ㄉㄠ處ㄔㄨ探ㄊㄢ險ㄒㄧㄢ。

有一天，艾蜜莉和奶奶都忙著探險，
他們完全忘了回家吃晚飯。

他們漫步到森林深處……

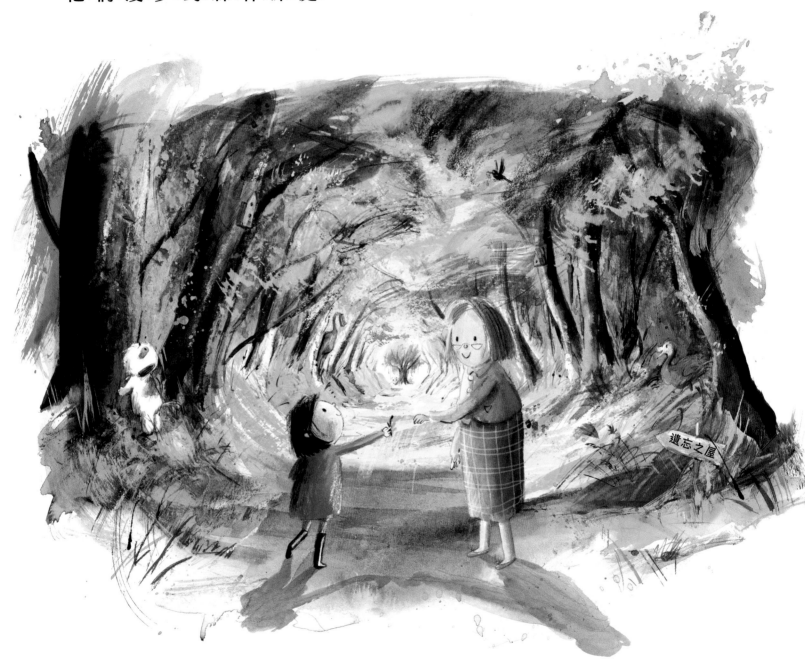

直到發現了遺忘之屋。

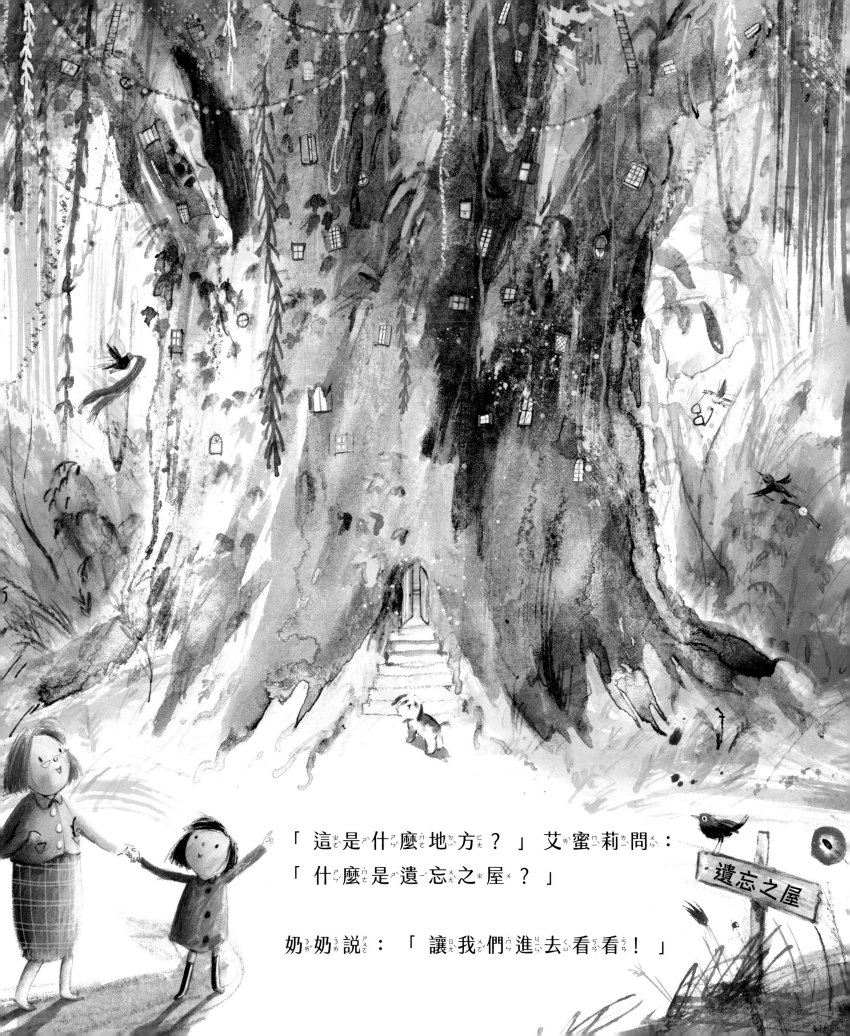

「這是什麼地方？」艾蜜莉問：
「什麼是遺忘之屋？」

奶奶說：「讓我們進去看看！」

遺忘之屋

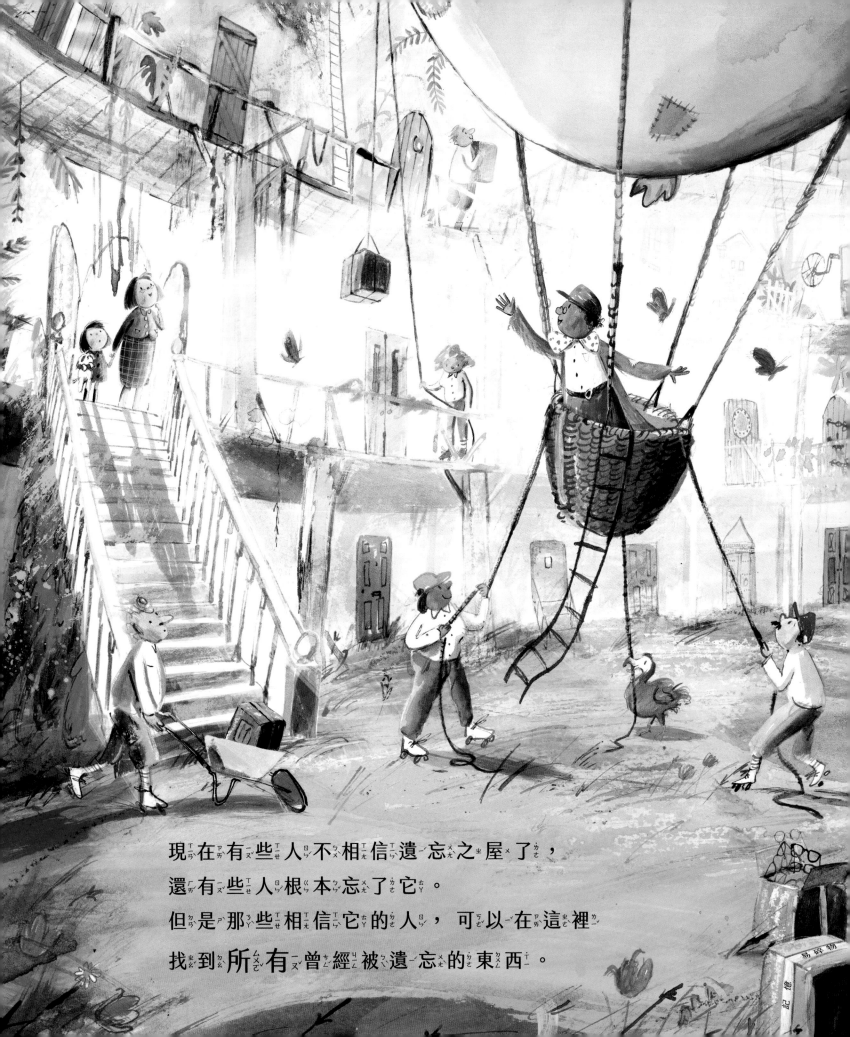

現在有些人不相信遺忘之屋了，
還有些人根本忘了它。
但是那些相信它的人，可以在這裡
找到所有曾經被遺忘的東西。

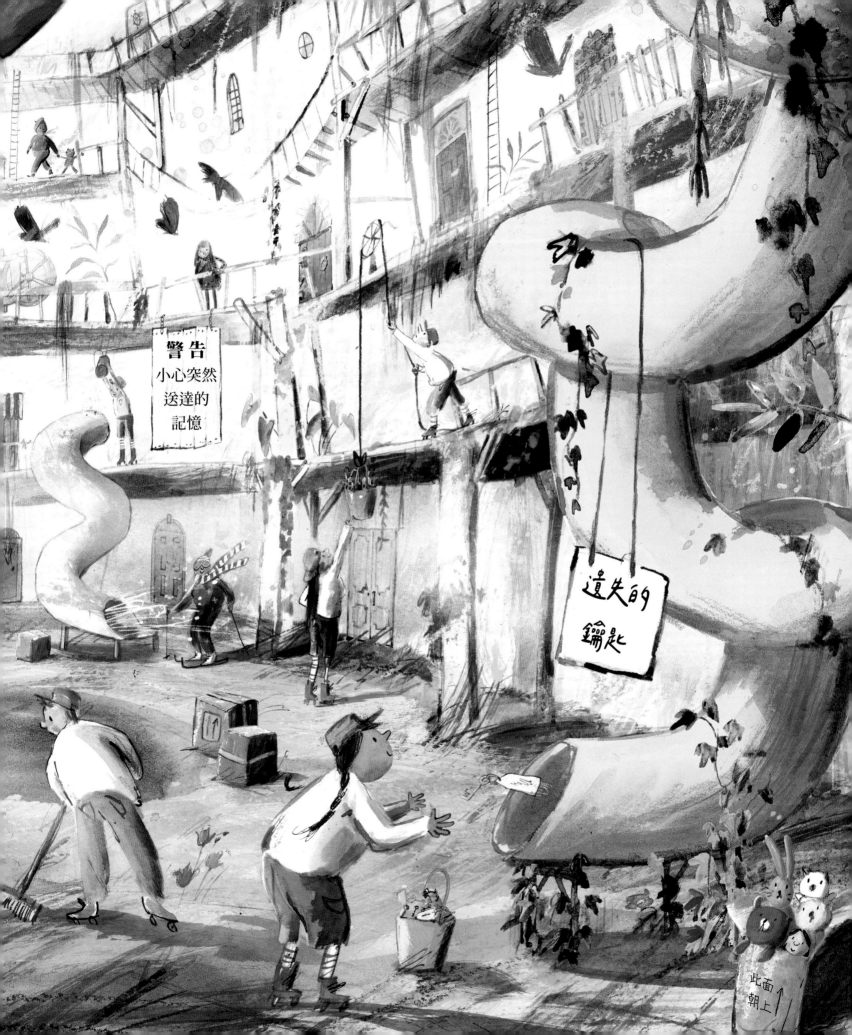

「歡迎來到遺忘之屋！」
一個穿著溜冰鞋的高個子男人說：
「我是這裡的記憶保管人之一，
我們負責保管被遺忘的記憶。」

「我們忘記回家的路了。」
艾蜜莉說。

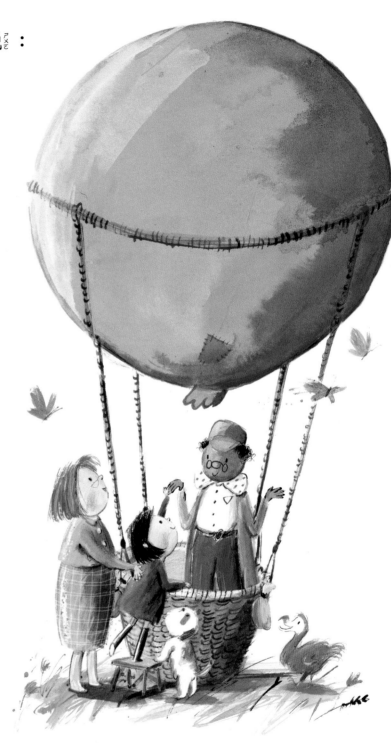

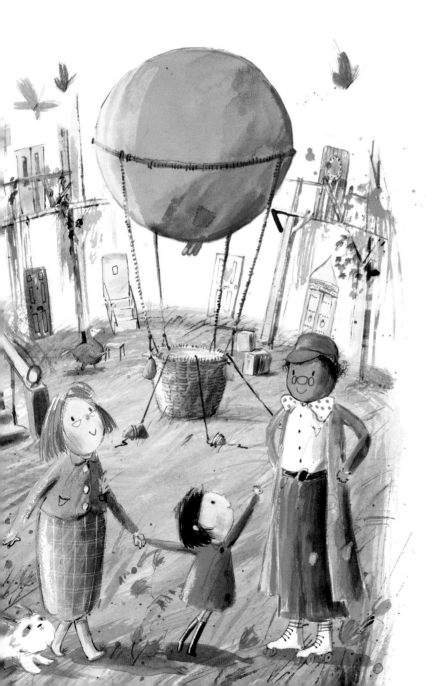

記憶保管人說：「不用擔心，
我們有被你遺忘的每一樣
東西，地圖、時光、記憶……
快上來吧！」

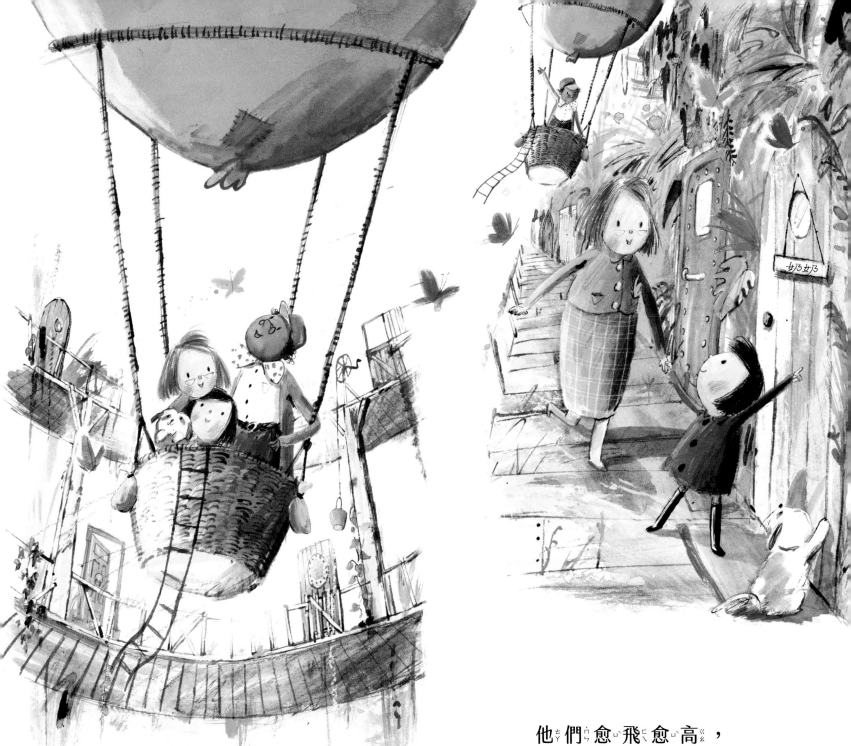

當他們搭著汽球向上飛，
艾蜜莉說：「奶奶，
我們去找你的記憶！」

他們愈飛愈高，
愈飛愈高，
直到抵達一扇掛有
奶奶名牌的門前。

奶奶的遺忘之屋超級大，
因為她非常健忘。

當奶奶的記憶在她周圍———湧現時，她笑了。

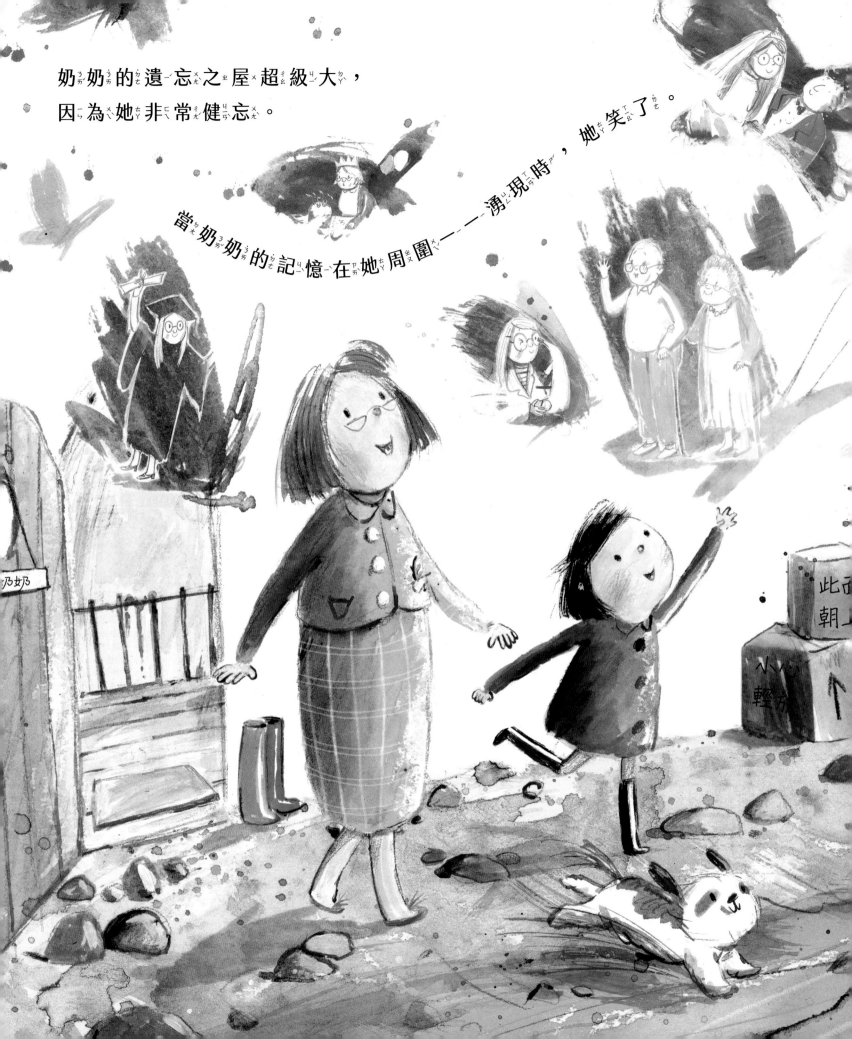

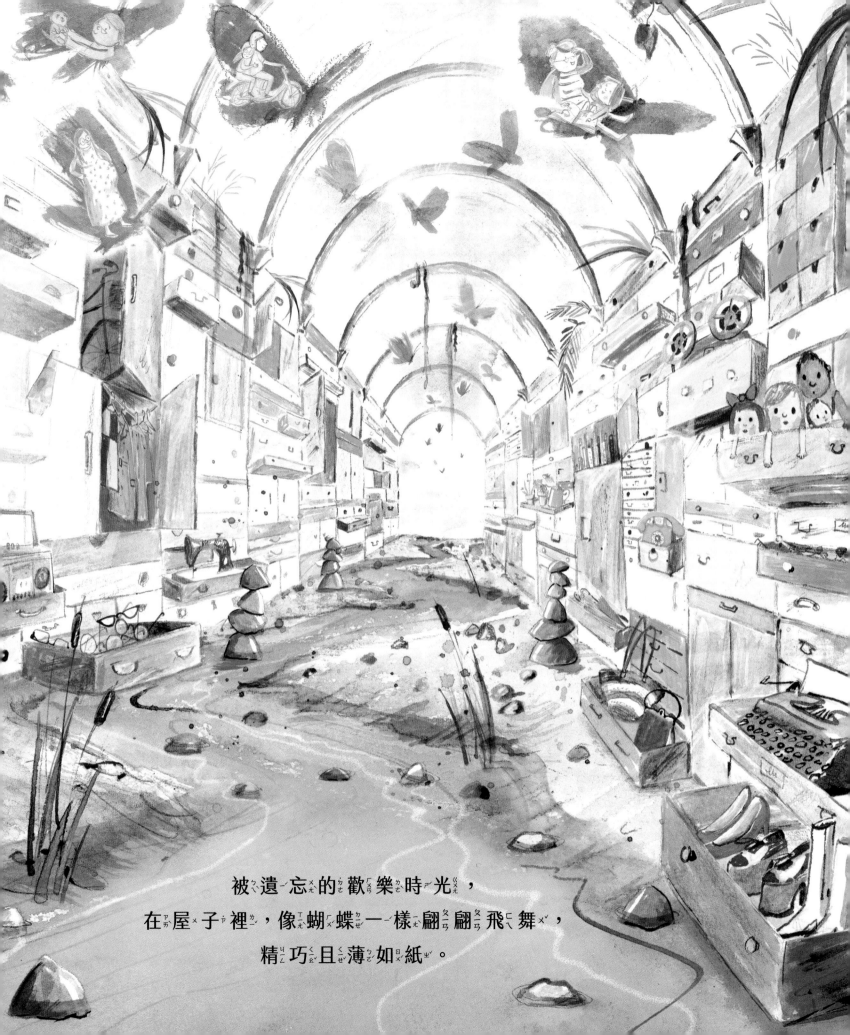

被ㄅㄟˋ遺ㄧˊ忘ㄨㄤˋ的ㄉㄜ˙歡ㄏㄨㄢ樂ㄌㄜˋ時ㄕˊ光ㄍㄨㄤ，
在ㄗㄞˋ屋ㄨ子ㄗˇ裡ㄌㄧˇ，像ㄒㄧㄤˋ蝴ㄏㄨˊ蝶ㄉㄧㄝˊ一ㄧ樣ㄧㄤˋ翩ㄆㄧㄢ翩ㄆㄧㄢ飛ㄈㄟ舞ㄨˇ，
精ㄐㄧㄥ巧ㄑㄧㄠˇ且ㄑㄧㄝˇ薄ㄅㄛˊ如ㄖㄨˊ紙ㄓˇ。

新鮮麵包的香氣。

秋天葉子在腳下，
啪啪作響的聲音。

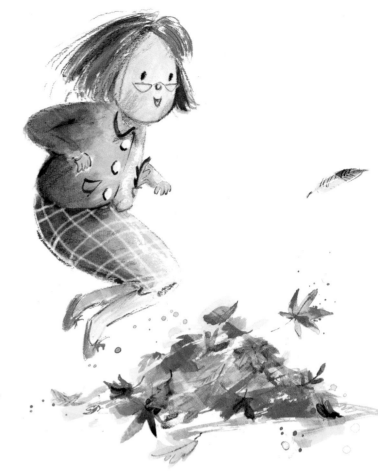

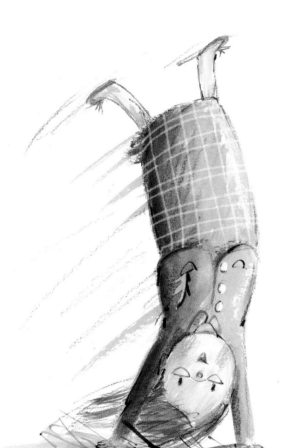

玩側空翻時，
頭暈眼花的感覺。

奶奶的頭號祕密基地，
以及那件她最喜歡的
藍色洋裝。

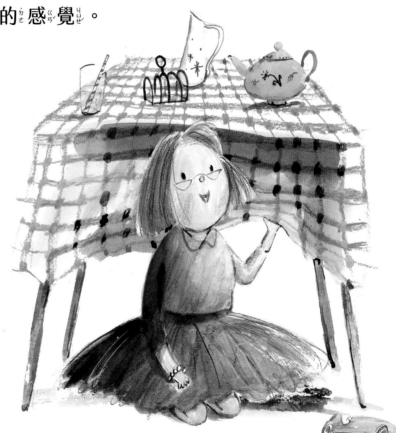

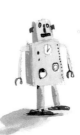

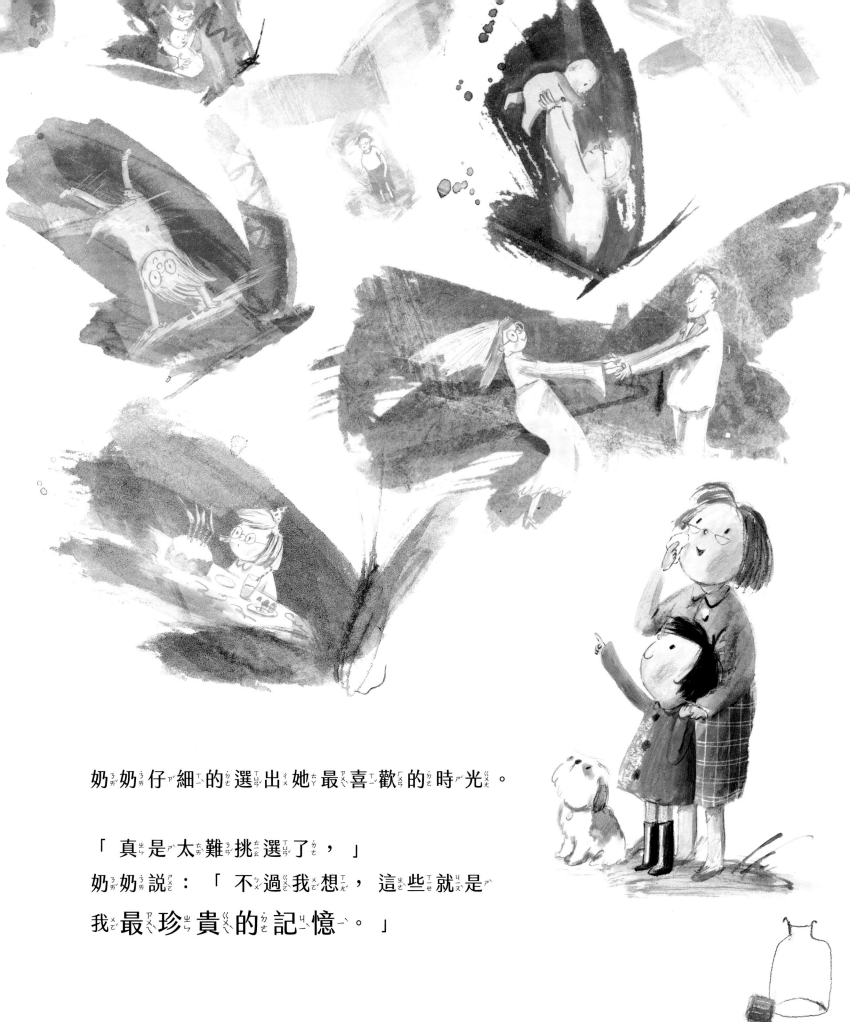

奶奶仔細的選出她最喜歡的時光。

「真是太難挑選了，」
奶奶說：「不過我想，這些就是
我最珍貴的記憶。」

「好神奇的地方呀！」奶奶雙頰泛紅，興奮的說：「這麼多快樂的記憶都回來了。」

他們看見屋外走廊上有一個路標，指向艾蜜莉的遺忘之屋。他們往上爬呀爬，擠進了屋子。

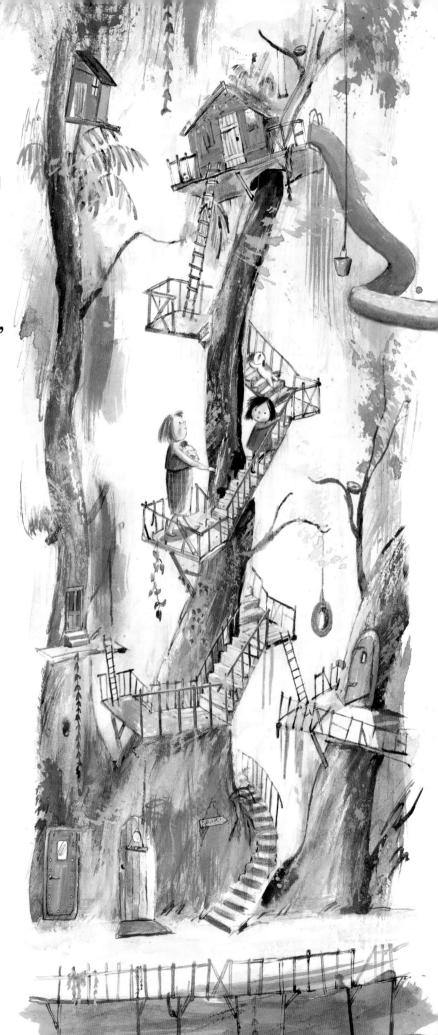

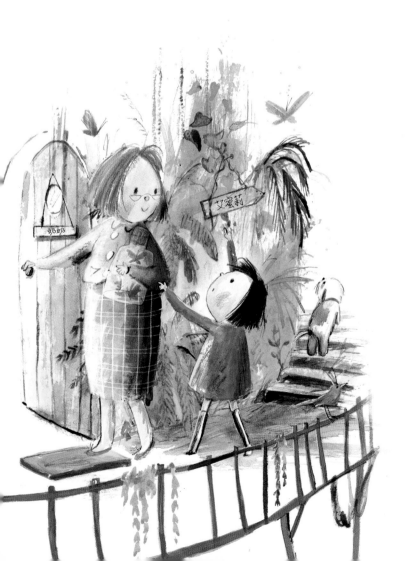

艾蜜莉的遺忘之屋舒適、溫暖，
而且比奶奶的小很多。

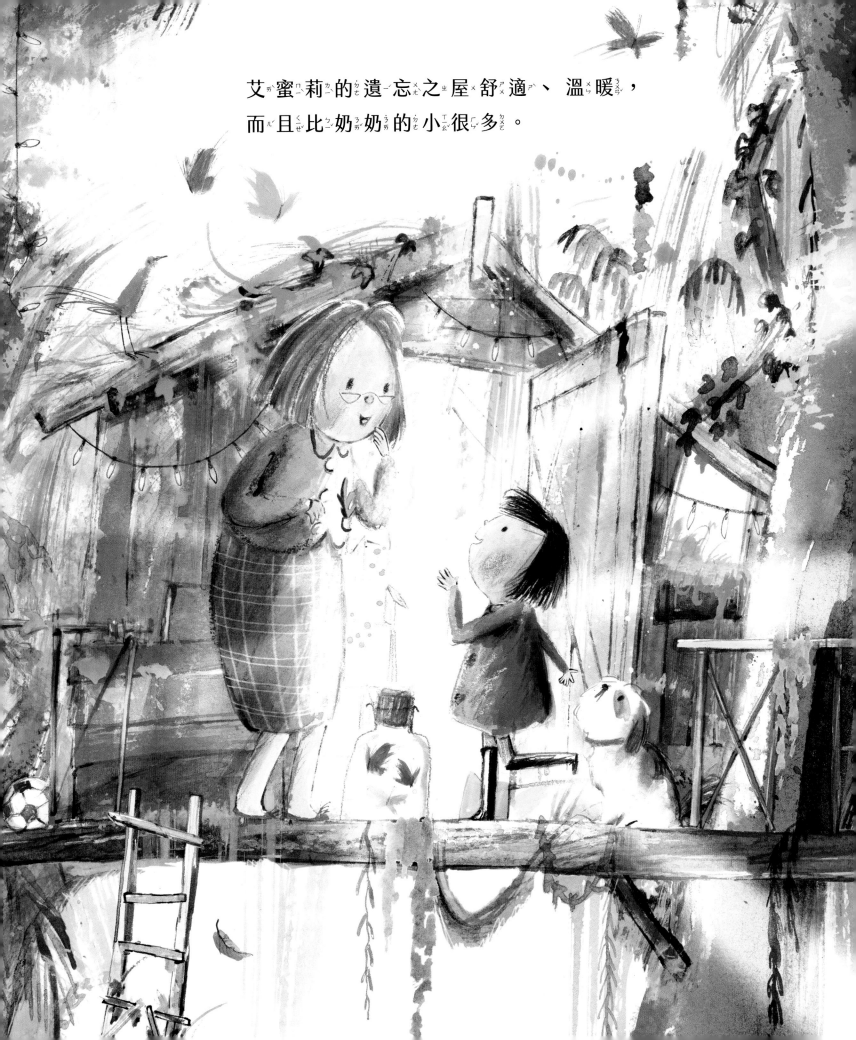

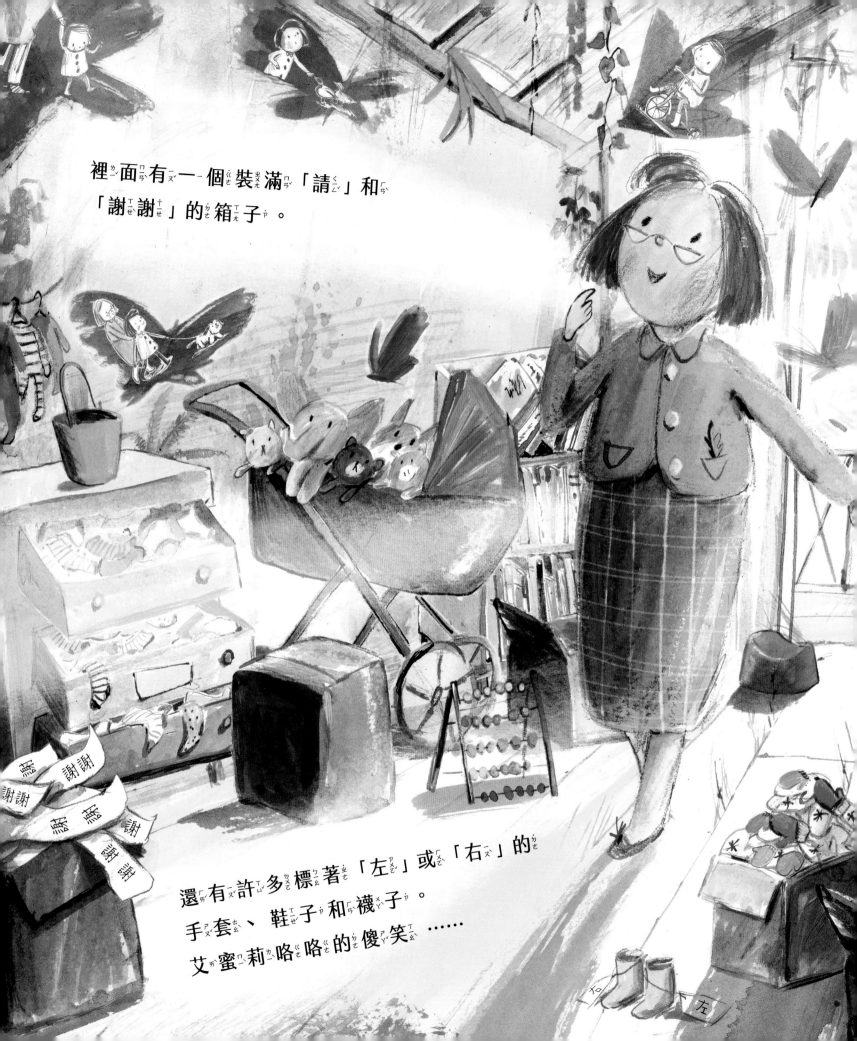

裡面有一個裝滿「請」和
「謝謝」的箱子。

還有許多標著「左」或「右」的
手套、鞋子和襪子。
艾蜜莉咯咯的傻笑……

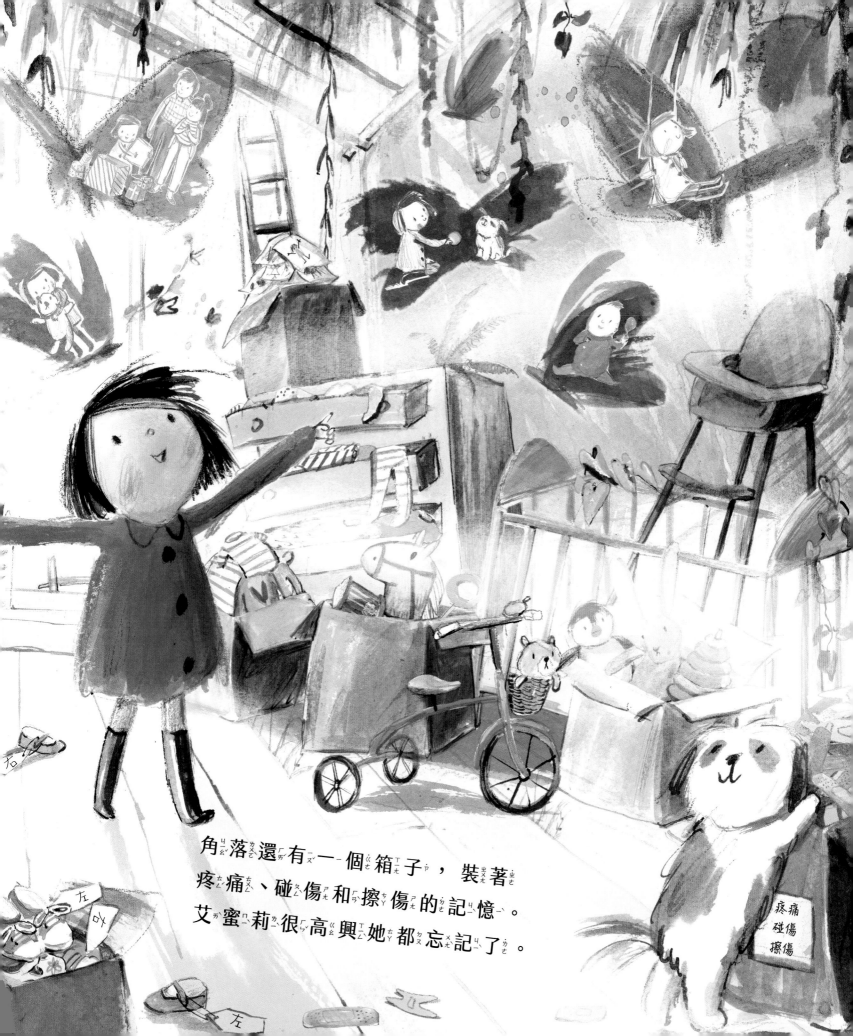

角落還有一個箱子，裝著
疼痛、碰傷和擦傷的記憶。
艾蜜莉很高興她都忘記了。

疼痛
碰傷
擦傷

突然，他們接到
一個通知。

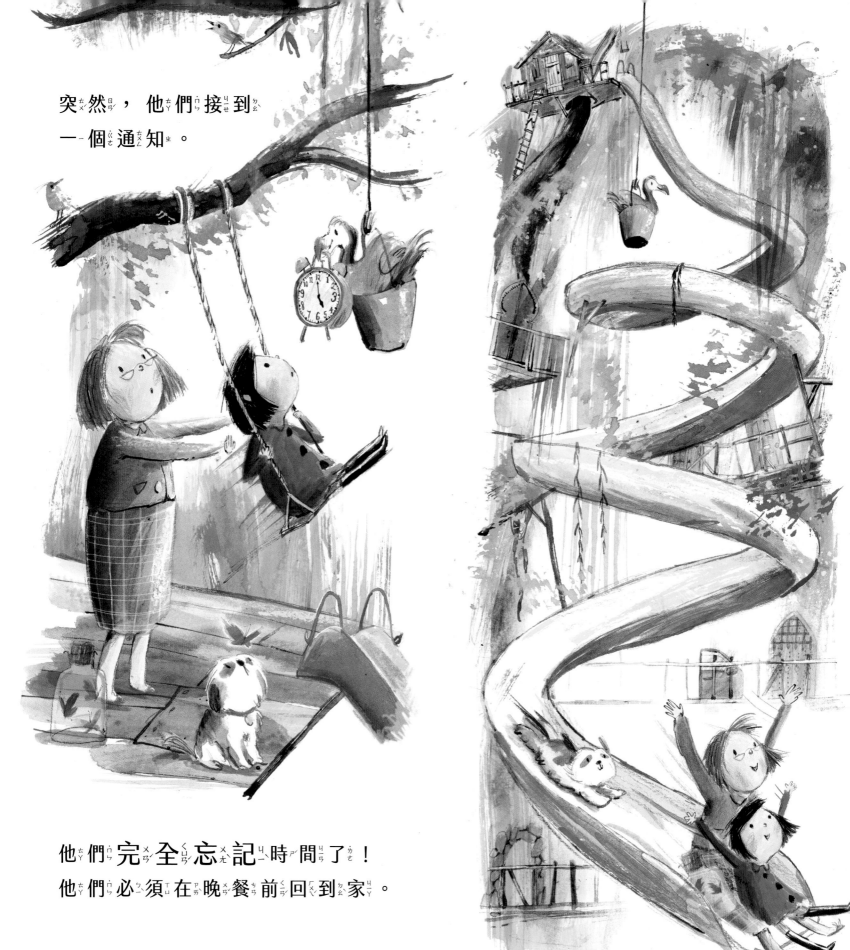

他們完全忘記時間了！
他們必須在晚餐前回到家。

當他們抵達一樓時，
記憶保管人正等著他們。

他交給奶奶一張地
圖，說：「不要忘記
回家的路。」
也對艾蜜莉說：
「這是給你的。」

「謝謝你們，」艾蜜莉
說：「讓我們度過了
難忘的一天！」

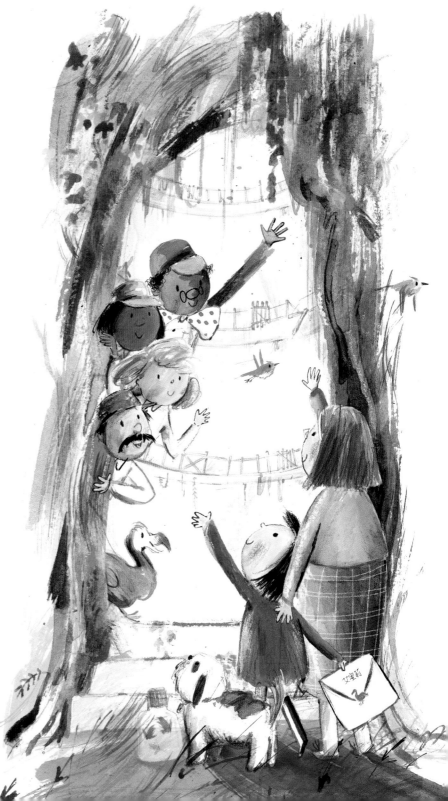

當他們回到家時，艾蜜莉開始製作記憶紀念冊，
把奶奶在遺忘之屋裡收集到的所有記憶，都放到裡面，
並且加上名字和圖片，好幫助奶奶記得。

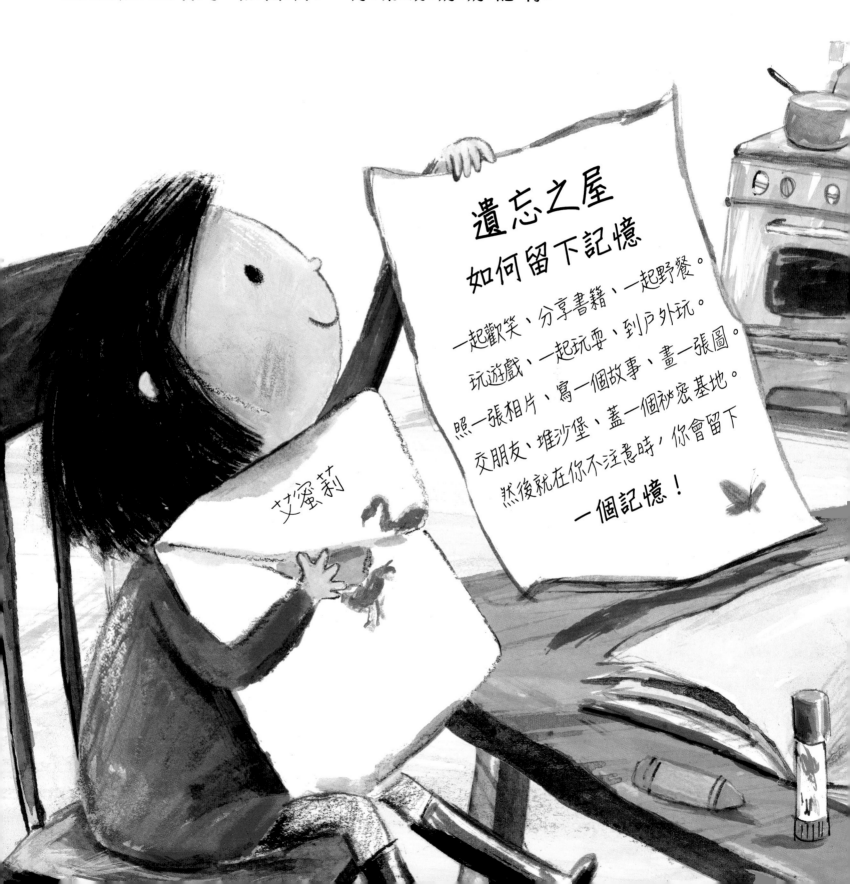

遺忘之屋
如何留下記憶

一起歡笑、分享書籍、一起野餐。
玩遊戲、一起玩耍、到戶外玩。
照一張相片、寫一個故事、畫一張圖。
交朋友、堆沙堡、蓋一個祕密基地。
然後就在你不注意時，你會留下

一個記憶！

艾蜜莉

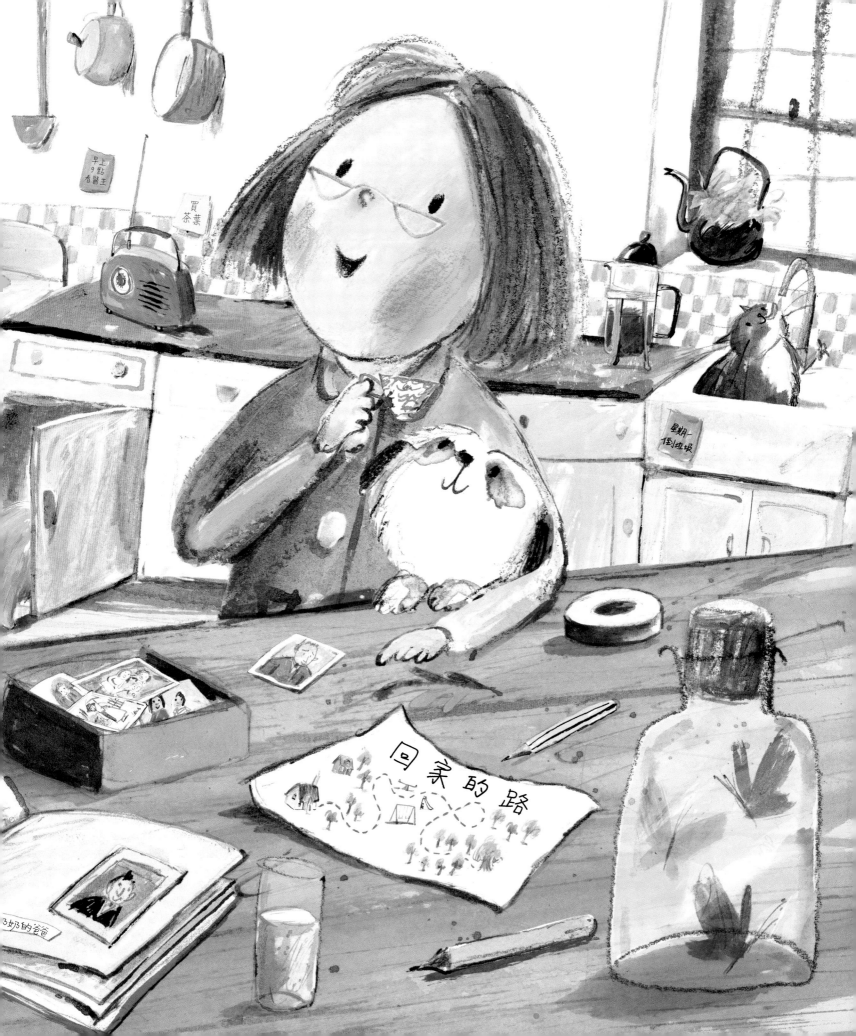

每當艾蜜莉和奶奶一起做有趣的事，
她都會拍下照片，收進紀念冊裡。

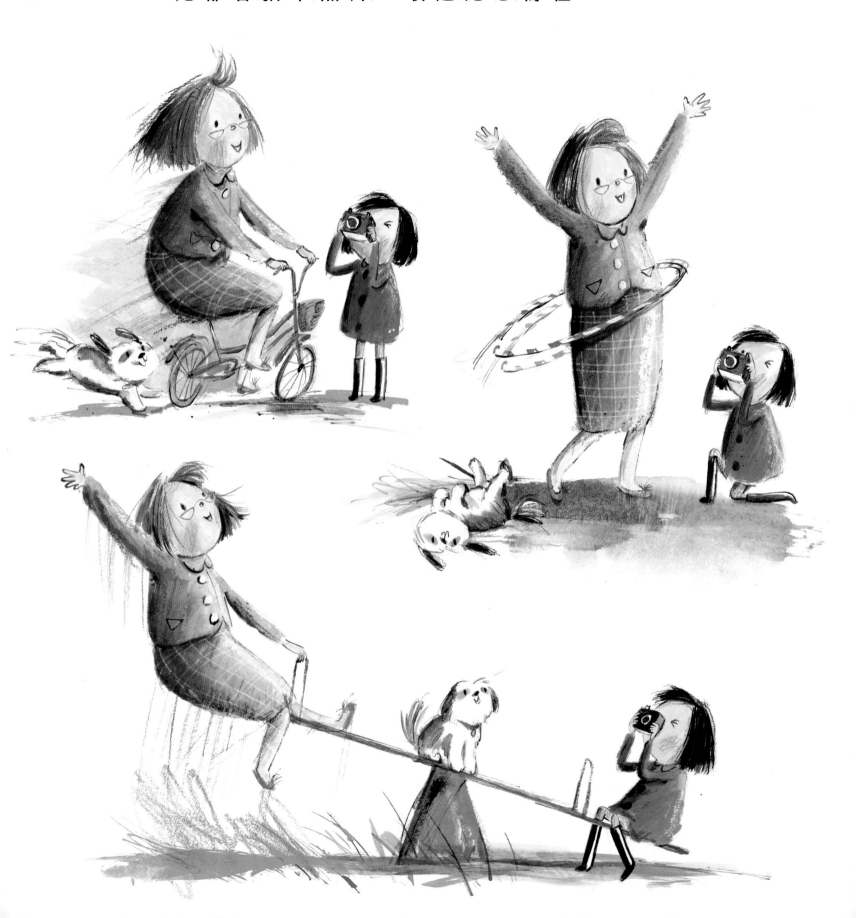

他們很愛一起欣賞這本紀念冊。

「奶奶你看，這是我們一起去遺忘之屋的那天！」
艾蜜莉說。

奶奶微笑著說：
「我還有另一件事要你記住，
那就是……

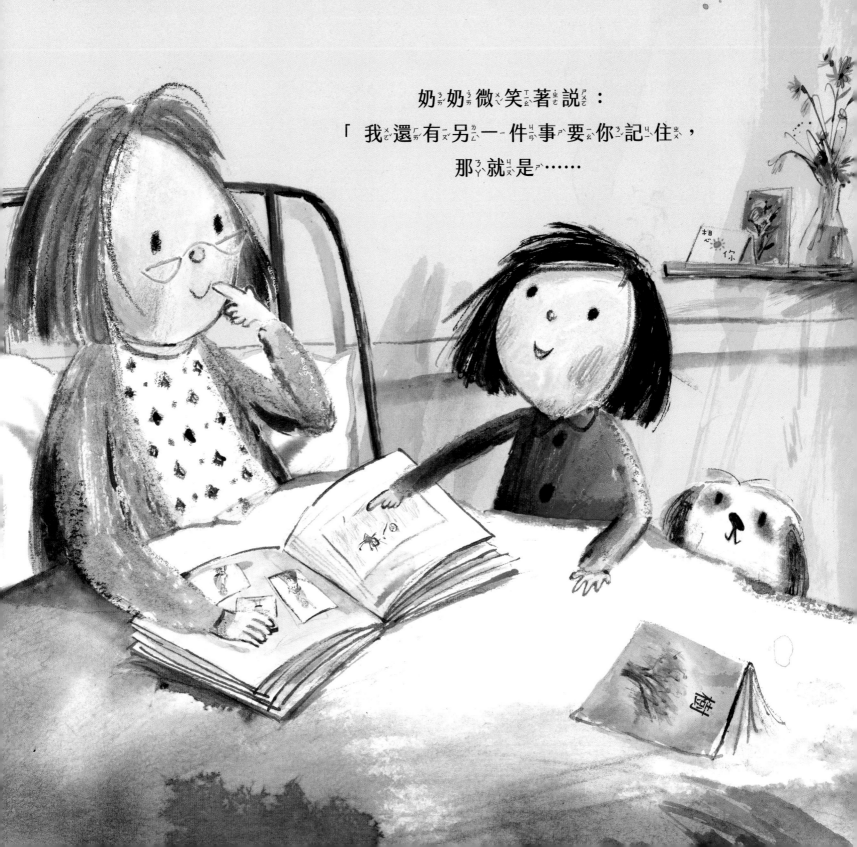

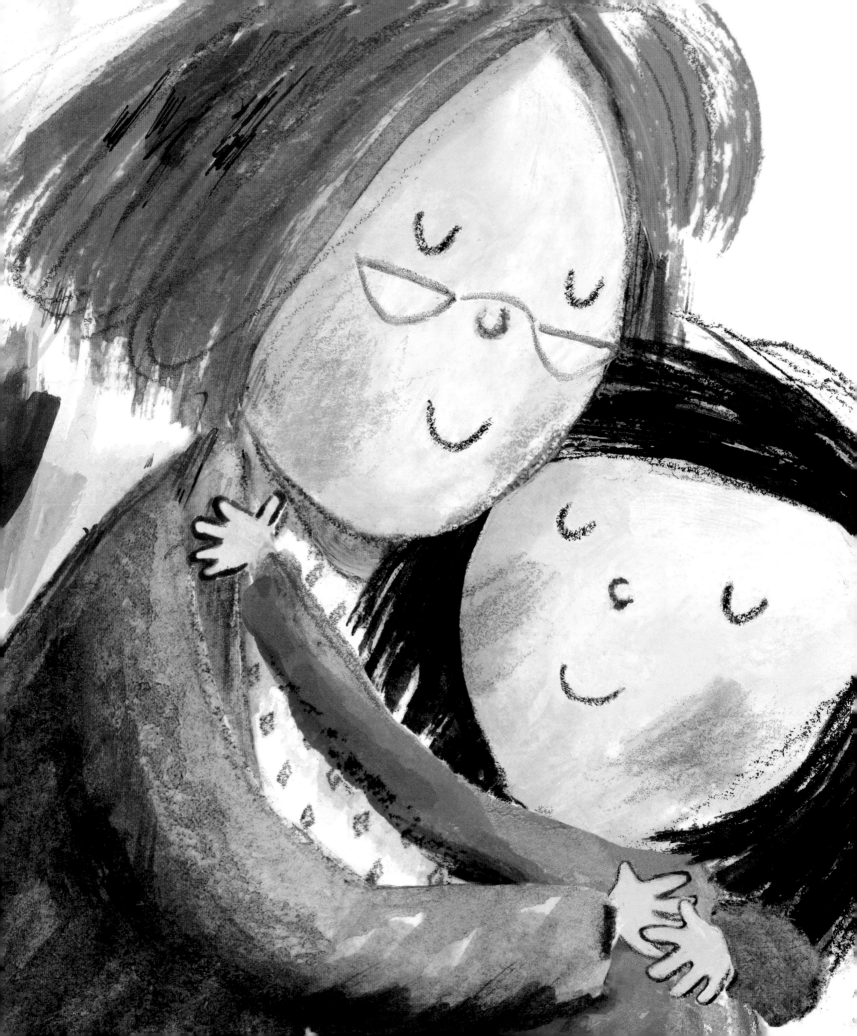

……我會永遠愛你。」

「我也會永遠愛你，」艾蜜莉說：
「這件事我永遠不會忘記。」

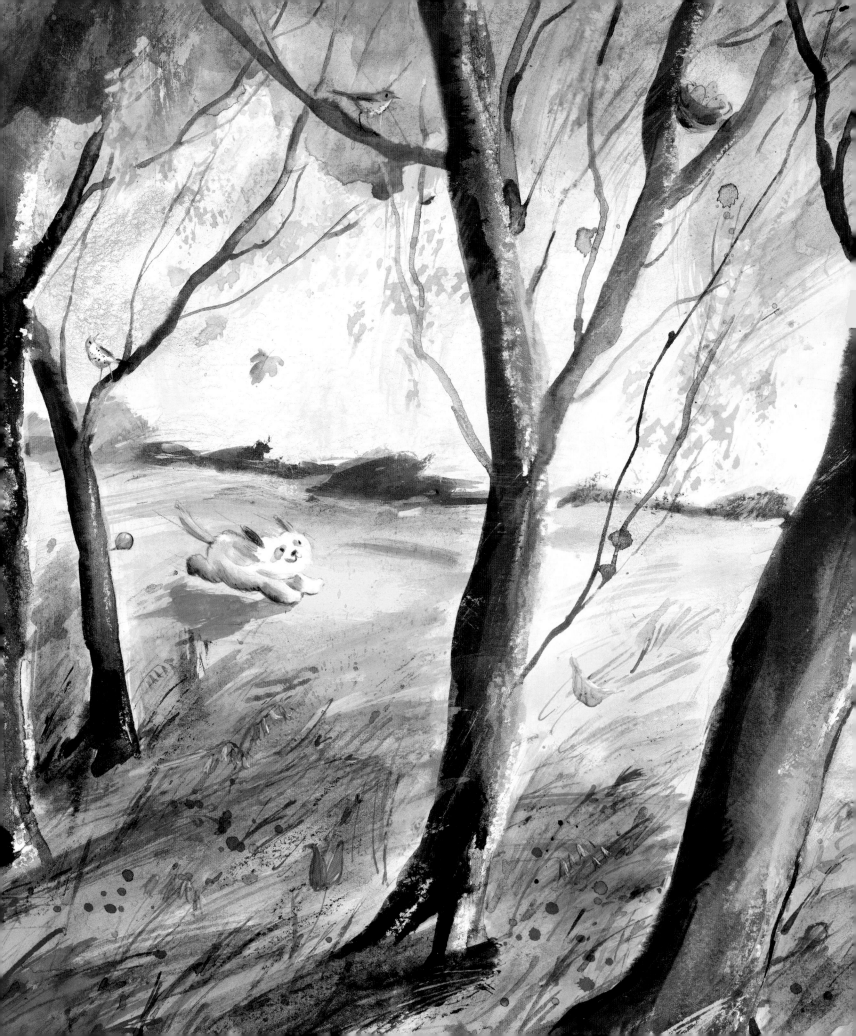

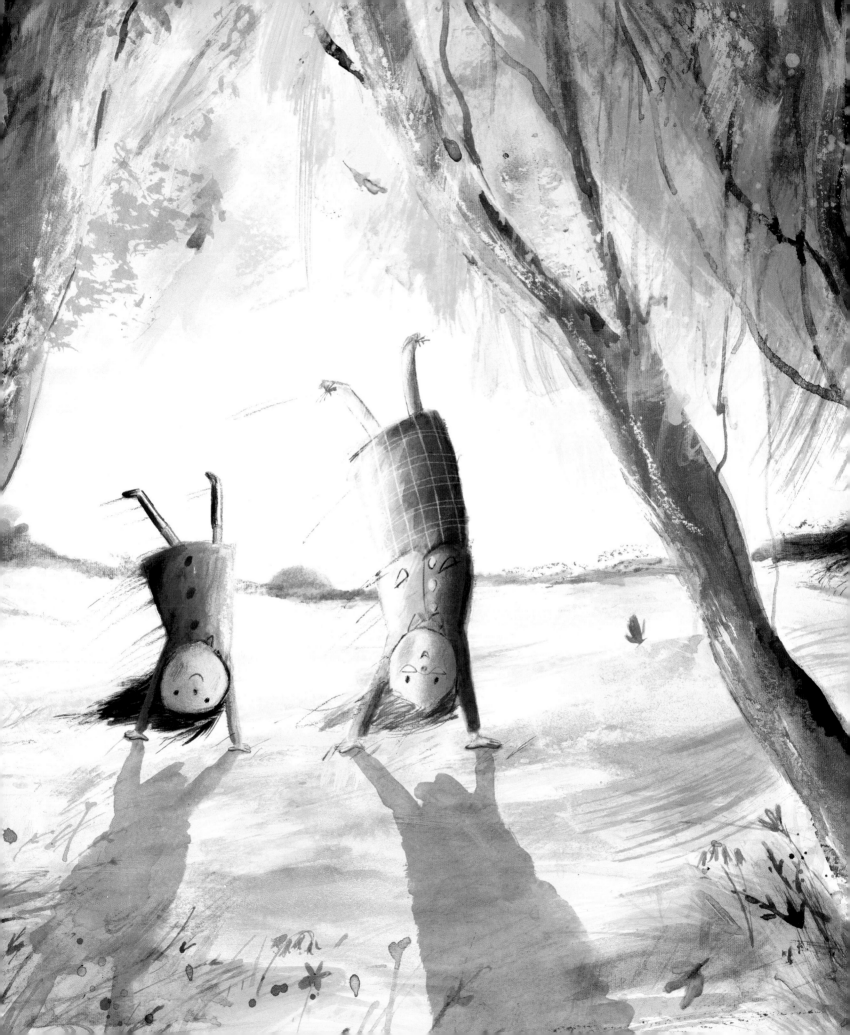

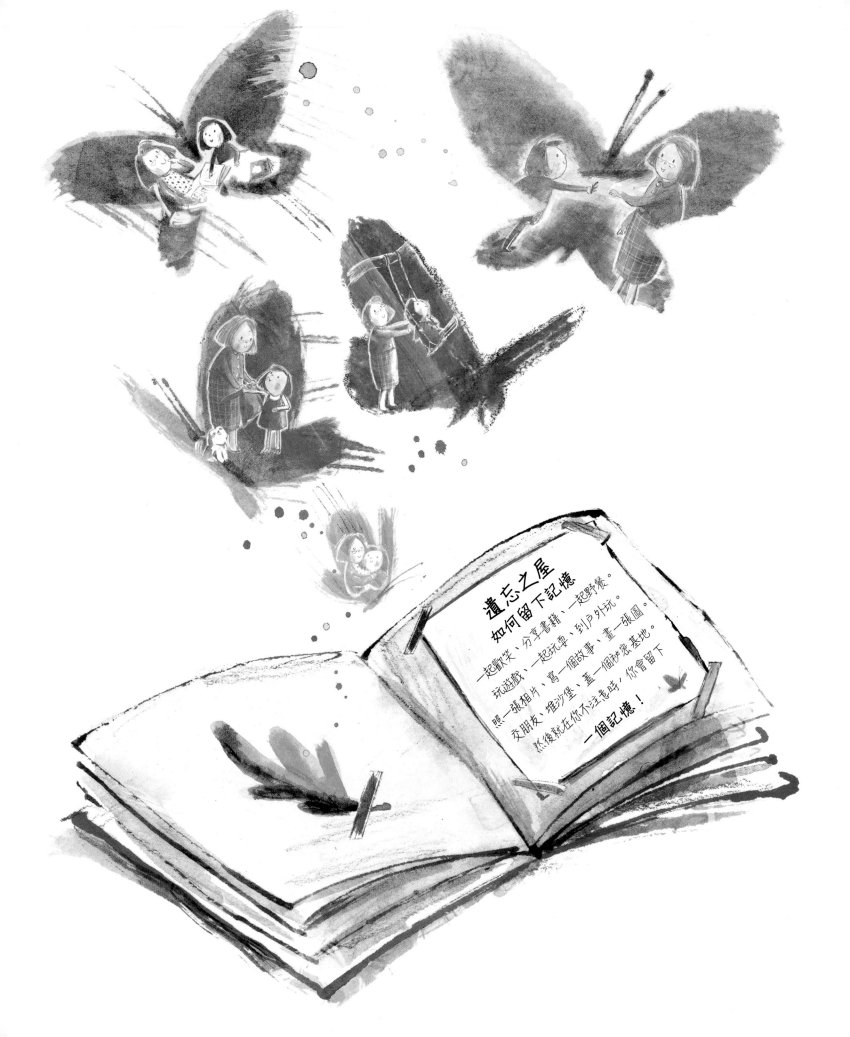

遺忘之屋
如何留下記憶

一起歡笑、分享書籍、一起野餐。
玩遊戲、一起玩耍、到戶外玩。
照一張相片、寫一個故事、畫一張圖。
交朋友、堆沙堡、蓋一個祕密基地。
然後就在你不注意時，你會留下

一個記憶！

守住記憶　守住愛

葉嘉青 臺灣師範大學講師暨臺灣閱讀協會常務理事

記憶是每個人獨特的珍寶，即使是容易健忘的嬰幼兒或失智的老人，都能在記憶中享受喜、怒、哀、樂的情感。《遺忘之屋》以神奇的森林探險，邀請孩子進入美好的祖孫共處時光，學習以相知相惜的眼光，理解和包容失憶的情形。

在照護長者時，借助兒童的力量，是很好的方法，例如「兒童照護員」服務制度已在各國實施多年，證實透過孩子與長者一起遊戲、唱歌、做體操等，能讓長輩活得更有朝氣、希望與尊嚴，孩子也能從中更社會化，了解高齡化的失智疾病，懂得與長輩相處，感受到照顧長輩的意義與成就感。

主角艾蜜莉是喚起奶奶快樂的泉源，她週末拜訪奶奶，透過想像遊戲，和奶奶一起回顧了生命中許多被遺忘的記憶，即使這些記憶可能沒多久又會被遺忘，但相處當下的快樂經驗，卻是真實且可貴的。製作記憶紀念冊，也是艾蜜莉表現愛的方式，她幫奶奶將抽象的記憶和情感，具體的保留下來，提醒奶奶「大家都愛她」。

故事裡，「記憶保管人」的安排，令人感到溫暖和安心，我們曾擁有的記憶，不論是最喜歡的時光或是害怕的疼痛等，都被妥善的保管著。書中色彩繽紛的畫面和幸福滿盈的氛圍，沖淡了對失智的疑慮，表現出自然接受、正面看待老化歷程的精神。

這個故事，能帶給孩子良好的生命啟發。

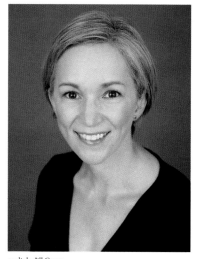

credit by Jill Carter

作者

火月桂 Rachel Ip

出生於英國，熱愛語言和文學，於英國劍橋大學修習了現代語言和語言學後，在市場傳播領域工作十多年，並撰寫童書。曾旅居法國、比利時，近十年來則和家人旅居香港。

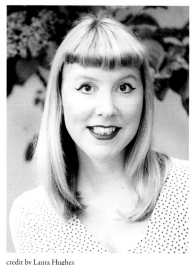

credit by Laura Hughes

繪者

蘿拉・休斯 Laura Hughes

屢次獲獎的英國插畫家。她創作了許多圖畫書，包括獲得 2018 年奧斯卡最佳圖書獎的《我的鼻子上有一隻豬 (There's A Pig Up My Nose!)》。休斯的作品充滿活力和人文氣息，她喜歡用水粉顏料、蠟筆繪圖後，再用電腦數位編輯。

譯者

葉嘉青

紐約哥倫比亞大學教育碩士，目前擔任臺灣師範大學講師和臺灣閱讀協會常務理事，曾擔任金鼎獎評審委員、幼兒園評鑑委員、兒科護理師。喜愛文學和藝術，著有《繪本小學堂》、譯有《李奧・李歐尼啟蒙思考經典套書》（步步出版）、《兒童文學的啟發式教學》等。